BEI GRIN MACHT SICH IHR WISSEN BEZAHLT

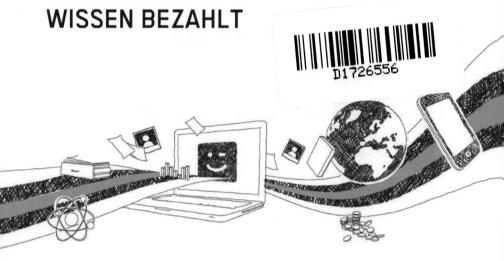

- Wir veröffentlichen Ihre Hausarbeit,
  Bachelor- und Masterarbeit

- Ihr eigenes eBook und Buch -
  weltweit in allen wichtigen Shops

- Verdienen Sie an jedem Verkauf

Jetzt bei www.GRIN.com hochladen und kostenlos publizieren

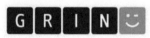

Vertiefende Ernährungsberatung. Geschäftsmodell "Ganzheitlich vegane Ernährungsberatung"

Simone Bartnik

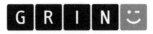

Bibliografische Information der Deutschen Nationalbibliothek:

Die Deutsche Nationalbibliothek verzeichnet diese Publikation in der Deutschen Nationalbibliografie; detaillierte bibliografische Daten sind im Internet über http://dnb.d-nb.de abrufbar.

ISBN: 9783346938077
Dieses Buch ist auch als E-Book erhältlich.

Vertiefende Ernährungsberatung

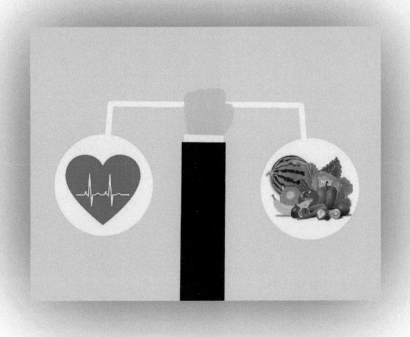

Studiengang A-Lizenz Abschlussarbeit

Inhaltsverzeichnis

1. Geschäftsmodell „*Ganzheitliche vegane Ernährungsberatung*"

In meinem geplanten Geschäftsmodell „*Ganzheitliche vegane Ernährungsberatung*" möchte ich im Folgenden erläutern, welchen Mehrwert es für die Klienten erzeugt diese Dienstleistung für sich in Anspruch zu nehmen und mit welchen Ansätzen ich arbeiten werde.

Meine Zielgruppe, welche ich ansprechen möchte, richtet sich in erster Linie an alle Menschen, die ihre eigene Gesundheit erhalten oder fördern möchten, mit dem Fokus, dies durch die richtige Ernährungsweise zu erreichen.

Ich möchte aufklären, wie positiv sich eine vegane Ernährung auf die Gesundheit und mit dem damit verbundenen Wohlbefinden auswirkt und praktische Hilfestellungen für den Klienten im Alltag bieten. Dies geschieht unter anderem durch eine ausführliche Analyse des Ernährungsprotokolls, indem ich *Schwachstellen* aufdecke und gemeinsam mit dem Klienten diese durch neue gesundheitsorientierte Lösungen ersetze.

Die vorhandenen ausgeprägten Gewohnheiten werden von dem Klienten als selbstverständlich wahrgenommen, sodass mit Unterdrückung dieser, in Kombination neuer Verhaltensmuster, neue Gewohnheiten entstehen.

Wenn diese Gewohnheiten dann bewusst gesteuert werden, möglichst keine Störfaktoren vorhanden sind und Freude und Motivation an der Umsetzung besteht, dann dauert der Veränderungsprozess zwischen 20 bis 30 Tage.

Eine effektive Möglichkeit das Verhalten des Klienten zu analysieren findet sich im „SORKC - Modell", welches ich kurz erläutern möchte:

- **S**timulus

Hierbei wird der Zeitpunkt und der Auslöser des Problems erkannt - schlussfolgernd vermeiden und/oder verändern

- **O**rganismus

Die Erwartungen an eine bestimmte Gegebenheit werden benannt - dadurch entsteht die Motivation

- **R**eaktion

Auslösung emotionaler Verhaltensweisen - bewusstes Unterbrechen/Abschwächen der Reaktionen durch das Einführen bestimmter Rituale

- **K**ontingenz

Wahrnehmen unterschiedlicher Verstärker - Möglichkeiten aus Alternativen bieten

- **K**onsequenz

Vermeidung von negativem Verhalten - kleine Belohnungen einsetzen

In Verbindung mit dem „SORKC - Modell" ist es auch hilfreich Notfallpläne zu erarbeiten, welche beim Auftreten eines potentiellen Stimulus greifen.

Um das große Gesamtziel des Klienten zu erreichen ist es unerlässlich die Zielsetzung so präzise wie nur möglich zu definieren. Hierbei bietet die „SMART - Formel" in Verbindung mit den *5-W-Fragen* eine übersichtliche Leitlinie:

5-W-Fragen

- **Was** möchte der Klient erreichen? - Klare Formulierung mit einem festumrissenen Ziel
- **Warum** möchte der Klient das Ziel erreichen? - Verbesserung von Wohlbefinden/Gesundheit/Beweglichkeit/Figur/Bewusstsein

- **Wie** möchte der Klient dieses Ziel erreichen? - Umstellen der Ernährung, Integration von Bewegung/Aktivität im Alltag
- **Wer** ist involviert? - Ernährungsberater/Fitnesstrainer
- **Wann** möchte der Klient das Ziel erreicht haben? - Festes Datum vereinbaren

SMART - Formel

- **S**pezifisch - konkret und eindeutig das Ziel benennen
- **M**essbar - genau erkennbar durch Überprüfung mit Messmethoden
- **A**ttraktiv - erstrebenswert/motivierend, nicht zu niedrig gesteckt
- **R**ealistisch - erreichbar/alltagstauglich, nicht zu anspruchsvoll
- **T**erminiert - verbindlich, fester Zeitpunkt

Besonders wichtig ist es mir, immer wieder durch offene Fragen, den Klienten komplex und individuell zu betrachten, um somit auf seine Wünsche genau eingehen zu können.

Auch möchte ich dem Klienten durch Einkaufsbegleitung und Zubereitungstipps eine Hilfestellung im Ernährungsalltag bieten.

2. <u>Rechtliche Möglichkeiten</u>

Der Beruf des Ernährungsberaters ist nicht geschützt.

Das bedeutet, dass Personen auch ohne entsprechenden Ausbildungsabschluss, rein rechtlich gesehen, Ernährungsberatungen durchführen können. Inwieweit das fachliche Wissen und die Kompetenz darunter leidet, sei dahingestellt.

Mit Abschluss des Fernstudiums der C-, B- und A- Lizenz an der *„Academy of Sports"*, fühle ich mich durch das erworbene fundierte Wissen, in meiner Tätigkeit als Ernährungsberater sicher und dieses überträgt sich natürlich auch auf meine Klienten.

Zu beachten gilt es, dass der Ernährungsberater im rein ***präventiven*** Bereich arbeitet. Dieser umfasst die *Primärprävention,* die *Sekundärprävention* und die *Tertiärprävention.*

Hier eine kurze Erläuterung dieser Sektoren:

<u>Primärprävention</u>
Sie dient in erster Linie der Vorbeugung verschiedener Krankheitsbilder und wird somit als Gesundheitsförderung angesehen. Die Personen, welche in diesem Segment zu finden sind, haben kein diagnostiziertes Krankheitsbild und sind demzufolge *noch* gesund.
Die Primärprävention wird mein Haupttätigkeitsfeld umfassen, da ich bei den folgenden beiden Bereichen rechtlich und fachlich schnell an meine Grenzen stoße und den jeweiligen Klienten an entsprechend ausgebildetes Fachpersonal weiterleite.

Sekundärprävention

In diesem Bereich der Früherkennung sind erste Gesundheitsschädigungen vorhanden oder aber es besteht eine erhöhte Gefährdung, dass diese eintreten können. Wenn noch kein konkretes Krankheitsbild diagnostiziert werden konnte, greift hier die Sekundärprävention, um das Eintreten der Krankheit zu verhindern.

Tertiärprävention

Hierbei wird unterschieden zwischen den Bereich mit einem bestehenden Krankheitsbild und dem mit einer überstandenen Krankheit. Es wird in der Tertiärprävention dem Fortschreiten der Krankheit entgegengewirkt oder es gilt den wiedererlangten Gesundheitszustand zu bewahren.

Mein Kundenkreis wird demzufolge ausschließlich aus gesunden Menschen bestehen, welche gesundheitsbewusst und ernährungsinteressiert sind und die Ernährungsberatung auf freiwilliger Basis in Anspruch nehmen.

3. <u>Konkurrenzanalyse</u>

Mein Ernährungsberatungsstudio für *„Ganzheitliche vegane Ernährungsberatung"* soll sich natürlich von meiner Konkurrenz abheben. Meine Recherche über ähnliche bereits vorhandene Angebote[1] zeigt mir, dass es für mich klare Abgrenzungen geben muss, um am Markt erfolgreich zu bestehen. Meine Mitbewerber präsentieren sich ganz unterschiedlich, von sachlich bis zu ideenreich, bietet sich eine bunte Palette.

Ich möchte meine Dienstleistung durch bessere Qualifikationen hervorheben, welche sich durch die Abschlüsse des Ernährungsberaters der C-, B- und A- Lizenz auszeichnen und zusätzlich ergänzend die Fachgebiete „Vegane Ernährung", „Foodcoach", „Nahrungsergänzungsmittel" und „Richtige Kommunikation für Trainer, Berater und Coaches" umgreift. Dadurch habe ich die Möglichkeit in die Tiefe zu gehen und qualifiziert mit fundiertem Fachwissen den Klienten individuell zu betreuen.

Eine weitere Abgrenzung zu meinen Mitstreitern soll eine flexible Erreichbarkeit meinerseits darstellen. Das heißt, dass meine Beratungstermine bis in die späten Abendstunden anboten werden. Damit möchte ich vor allem berufstätigen Klienten im Einzelhandel oder im Schichtbetrieb und Eltern von kleinen Kindern, die Gelegenheit bieten eine Ernährungsberatung in Anspruch nehmen zu können.

Weiterhin und passend zu der heutigen Zeit werde ich natürlich auch „Onlineberatungen" in Form von Videokonferenzen anbieten.

---

[1] https://www.vitamindservice.de/users/meikebonvistade, https://veggiecoach.de, https://www.eb-gesund.de/vegetarisch-vegan/

Ebenfalls wird mein Angebot Hausbesuche, Kühlschrankchecks, Einkaufsbegleitung und gemeinsames Kochen umfassen.

Der Klient steht für mich im Mittelpunkt und ich möchte es möglich machen, dass für ihn die Beratung Spaß macht und die familiären oder beruflichen Situationen damit im Einklang sind.

4. **Preisgestaltung**

In Deutschland gibt es keine einheitliche Regelung, die besagt wie viel eine professionelle Ernährungsberatung kosten darf.

Die Kosten variieren stark und unterscheiden sich stark von Berater zu Berater, je nach Art und Dauer der Beratung und dessen Qualifikationen. Bei einer durchschnittlichen Beratungsstunde von 60 Minuten liegt das Honorar in Deutschland bei 60 - 140 Euro.

Zu berücksichtigen sind hierbei auch die Art und Dauer der Gespräche, wobei das Anamnesegespräch das zeitintensivste und demnach auch die höchsten Kosten trägt.

Im Folgenden möchte ich meine Preisgestaltung für meine zukünftige Erwerbstätigkeit als ganzheitliche vegane Ernährungsberaterin präsentieren.

Die Preise schließen die Vor- und Nachbereitung, wie beispielsweise die Erfassung der biometrischen Daten und die Auswertung des Ernährungsprotokolls mit ein.

Alle weiteren zusätzlichen Leistungen sind mit angeführt.

Ganzheitliche vegane Ernährungsberatung	Dauer	Gesamtpreis
Erstgespräch/Informationsgespräch	20 min	unverbindlich/gratis
Anamnesegespräch	90 min	140 €
Kontrollgespräche/Beratungstermine	45 min	80 €
Abschlussgespräch	30 min	52 €
Zusatzleistungen		
Pauschale für Hausbesuch/Anfahrt (Einkauf, Kochen etc.)	60 - 120 min	70 - 140 €
Onlineberatungen	30 - 90 min	45 - 125 €
Sonderleistungen		
Montag - Freitag im Zeitraum von:	14 - 18 Uhr	regulär
Montag - Freitag im Zeitraum von:	18 - 20 Uhr	plus 15 %
Montag - Freitag im Zeitraum von:	20 - 22 Uhr	plus 25 %
Samstag und Sonntag im Zeitraum von:	14 - 18 Uhr	plus 20 %
Samstag und Sonntag im Zeitraum von:	18 - 20 Uhr	plus 30 %
Samstag und Sonntag im Zeitraum von:	20 - 22 Uhr	plus 50 %

Hinweis: Alle angegebenen Preise sind in Brutto und inkl. MwSt. zu verstehen.

5. Fiktive Klientin Frau Klee / Präventive Beratung

Frau Klee, 48 Jahre alt, 1,75 m groß, mit einem Körpergewicht von aktuell 83 kg, möchte ihr Gewicht reduzieren und ihre Ernährung in die vegane Richtung lenken.

Im Anamnesegespräch füllen wir als Erstes gemeinsam den Anamnesebogen aus, welcher keine Auffälligkeiten bei Frau Klee zeigt. Ebenso ist die Labordiagnose meiner Klientin, welche sie zuvor bei ihrem Hausarzt anfertigen ließ, unauffällig.

Das Taillen-Hüft-Verhältnis (Waist-to-Hip-Ratio/WHR) entspricht nach Messung 0,76 und fällt demnach in die Normalgewichtkategorie.

Eine weitere Meßmethode ist das Taillen-Körpergrößen-Verhältnis (Waist-to-High-Ratio/WtHR), wobei die Werte bei Frau Klee ebenfalls mit 0,43 im Normbereich liegen.

Hierbei ist ausschlaggebend, dass die Konzentration bei dieser Messung im Taillen- bzw. Bauchumfang liegt, da sich dort das *schädliche* Fett befindet.

Im Gegensatz der Fettanteil im Hüft- und Oberschenkelbereich eher geringfügige bis keine Gesundheitsschädigungen birgt.

Ihr BMI weist einen Wert von 27,1 auf, wobei dieser unter Berücksichtigung ihres Alters, sich äußerst knapp unter der Präadipositas befindet.

Dieses ist jedoch nicht allzu besorgniserregend, da sich die *Problemzonen* von Frau Klee hauptsächlich im Hüft-, Oberschenkel- und Oberarmbereich befinden, und somit keine Gefahr für ihre inneren Organe darstellen.

Um mir einen Überblick über die Ernährungsgewohnheiten und der Nährstoffaufnahme meiner Klientin zu verschaffen, bitte ich sie ein Ernährungsprotokoll über einen Zeitraum von vier Tagen zu führen (zwei Wochentage plus Wochenende), welches von mir ausgewertet und im Anschluss mit ihr besprochen wird.

Hier ein kurzer Überblick meiner wichtigsten Berechnungen[2]:

Für die Berechnung des Grundumsatzes habe ich die *Benedict-Harris-Formel* verwendet und erhalte dabei das Ergebnis von **1541 Kcal/24h**.

Angaben	Wert		Info
Gewicht	83	kg	
Größe	175	cm	
Alter	48	Jahre	
Geschlecht	weiblich ⊟		
Formel	Harris-Benedict ⊟		
Broca-Index-Anpassung	Ja ⊟		Ab einem BMI von 30, wird die Berechnung angepasst.
Grundumsatz	1541	kcal/24h	Ist diejenige Energiemenge, die der Körper pro Tag bei völliger Ruhe, bei Indifferenztemperatur (28 °C) und nüchtern (d. h. mit leerem Magen) zur Aufrechterhaltung seiner Funktionen benötigt.

Da Frau Klee als Schulsekretärin eine überwiegend sitzende Tätigkeit ausübt und sie momentan in ihrer Freizeit kaum Bewegung hat, ergibt sich ein PAL - Wert (Physical Activity Level) von 1,28.

Tätigkeit		Dauer hh:mm	Faktor	Summe
schlafen	⊟	8:00	0.95	7.60
fast ausschließlich sitzend, wenig Freizeitaktivitäten (Schreibtischtätigkeit)	⊟	16:00	1.45	23.20
	weitere Tätigkeit			
Summe für 24 Stunden				30.80
PAL				1.28
Durchschnittlicher täglicher Leistungsumsatz				431
Durchschnittlicher täglicher Gesamtumsatz/Tagesenergiebedarf (Gundumsatz x PAL)				1972

Das bedeutet bei Frau Klee einen täglichen Gesamtumsatz/Energiebedarf von **1972 Kcal** - dies ist ihr *SOLL*-Wert.

Ihre Hauptmahlzeit nimmt sie in der Regel am Abend zu sich. Frühstück und Mittagessen bestehen aus belegten Broten, in Ergänzung mit etwas Obst. Als Zwischenmahlzeit am Abend gönnt sie sich gerne ein Eis, Joghurt oder Schokolade.

---

[2] http://diaethelfer.com/berechnung_grundumsatz_leistungsumsatz.jsp

Die Flüssigkeitszufuhr ist konstant über den Tag verteilt mit gut 2 Liter in Form von ungesüßtem Kräuter- und Früchtetee, stillem Wasser und einer Tasse Kaffee angegeben.

Ihre Kohlenhydratzufuhr liegt im Durchschnitt über den zu empfohlenen Bereich bei 63%, die Eiweißzufuhr beträgt 12% und liegt somit unter dem Normbereich und die Fettzufuhr liegt mit 25%, ebenfalls knapp unter der Grenze.

Die *Deutsche Gesellschaft für Ernährung* (DGE) empfiehlt ein optimales Nährstoffverhältnis von 55% Kohlenhydrate, 30% Fett und 15% Eiweiß.

Der aktuelle *IST*-Wert meiner Klientin beträgt laut Ernährungsprotokoll **2784 Kcal** täglich.

Somit liegt Frau Klee mit 812 Kcal **über** ihrem täglichen Gesamtenergiebedarf.

Um recht bald effektive Ergebnisse einer Gewichtsabnahme zu verzeichnen, sollte eine Kaloriendifferenz von 500 Kcal - 800 Kcal zum eigentlichen Energiebedarf bestehen. Hinsichtlich dessen empfehle ich meiner Klientin eine kalorienreduzierte Kost, welche sich am individuellen Bedarf orientiert.

Ihr **Hauptziel** ist es in vier Monaten 8 kg Körpergewicht abzunehmen, mit Fokus auf ihre genannten kritischen Körperzonen, mehr Bewegung in ihrem Alltag und ihrer Freizeit zu integrieren und Stück für Stück ihre Ernährung der veganen Ernährungsweise anzupassen.

Ich erarbeite mit ihr gemeinsam die **Zwischenziele**, welche sich über einen Zeitraum von 4 Monaten erstrecken.

Wir treffen uns monatlich ein Mal zu einem Beratungsgespräch.

Zu jedem Termin wird ein erneutes Ernährungsprotokoll von meiner Klientin ausgefüllt und von mir ausgewertet.

Ich bekomme bei unseren Terminen einen guten Überblick ob die aktuellen Maßnahmen gut umgesetzt werden oder ob es Schwierigkeiten gibt.

Hierbei versuche ich stets neue Möglichkeiten der Motivation zu finden und es können weitere Teilziele in den Alltag eingebaut werden. Wichtig ist, dass diese dabei nicht zu niedrig gesteckt sind, aber auch nicht zu anspruchsvoll, sodass sie von meiner Klientin realistisch umgesetzt werden können.

Die Maßnahmen werden immer verbindlich geplant, natürlich unter Einbezug und Abstimmung mit meiner Klientin. Dadurch kommen wir dem Hauptziel kontinuierlich immer näher.

Hier ein kleiner Auszug aus den gemeinsam erarbeiteten Teilzielen über den gesamten Zeitraum der Ernährungsberatung mit Frau Klee:

- 2 kg Körpergewicht pro Monat abnehmen
- Vitamin- und Mineralstoffwerte überprüfen lassen
- zwei Mal die Woche ein veganes Abendessen zubereiten (bewusster Verzicht auf tierische Produkte)
- bei Heißhunger auf Süßes die Menge halbieren und/oder durch Alternativprodukte (Obst, Gemüse, Nüsse) ersetzen
- beim Zubereiten von Speisen auf Raps- und Olivenöl umsteigen
- alternativen Brotbelag und Pflanzenmilchprodukte probieren
- weiterhin Vollkornprodukte konsumieren
- Schrittmenge auf mindestens 4000 am Tag erhöhen und ebenfalls das Schritttempo steigern[3]
- eine *Bio-Gemüsekiste* zum Probeabo bestellen
- Treppe statt Fahrstuhl benutzen
- Hülsenfrüchte im Speiseplan regelmäßig einbauen

„Echte Wunderwaffen, um an den Oberschenkeln abzunehmen, sind Hülsenfrüchte. Erbsen, Bohnen und Linsen enthalten sowohl viel Eiweiß als auch Ballaststoffe und sind kalorienarm. Die in den Hülsenfrüchten enthaltenen komplexen Kohlenhydrate gehen nur langsam ins Blut und wirken dabei sehr sättigend. Perfekt zum Abnehmen also!"[4]

Abschließend zu dieser kurzen Übersicht der präventiven Beratung möchte ich noch darauf hinweisen, dass bei einer Umstellung auf die vegane Ernährung ein besonderes Augenmerk auf Vitamin B12, Vitamin B2, Vitamin D3, Eisen, Zink, Kalzium, Jod, Selen, Protein und Omega-3-Fettsäuren zu legen ist, um Mangelerscheinungen vorzubeugen.

Eine gute Übersicht mit welchen Lebensmitteln man diesem Mangel gezielt vorbeugen kann, findet sich auf dieser Webseite.[5]

---

[3] https://www.healthtv.de/mediathek/539/Laenger_leben_durch_schnelles_Gehen.html

[4] https://www.petra.de/health/abnehmen/fett-am-oberschenkel-verlieren-so-gehts-1235.html

[5] https://www.veganblatt.com/mangelerscheinungen

6.   Qualitätssicherung und Maßnahmen

Eine Qualitätssicherung in der Ernährungsberatung ist unabdingbar.

Auf der Internetseite[6] der DGE finde ich folgende Zusammenfassung:

„Die Kriterien für die Ernährungsberatung, Ernährungstherapie und Ernährungsbildung werden den ernährungswissenschaftlichen, beratungsmethodischen und pädagogischen Erkenntnissen bei Bedarf angepasst.

Teilbereiche der Qualitätssicherung sind:

1. Qualifikation

2. Geregelte, kontinuierliche und dokumentierte Fortbildung

3. Fachwissenschaftliche/Fachliche Standards

4. Beratungsmethodische und/oder pädagogische Standards

5. Prozessorientierte Standards

6. Dokumentation und Evaluation

7. Ausschluss von Produktwerbung und/oder Kopplung an einen Produktverkauf bzw.

Handel oder Vertrieb von Produkten (Ausnahme Fachmedien)"

Hier im Folgenden meine eigenen Ausführungen.

Die Anforderungen, welche der Klient an die Dienstleistung des Ernährungsberaters stellt, sollten stets erfüllt werden. Die wesentlichen Punkte dafür habe ich hier zusammengefasst:

• kundenfreundliche und kundengerechte Beratung

• Verknüpfung des theoretischen Wissens mit praktischer Umsetzung

• authentisches Auftreten des Beraters

• Lösungsvorschläge praktikabel, nahtlos und langfristig in den Alltag des Klienten integrieren

• leistungsgerecht und wirtschaftlich ausgewogen

---

[6] https://www.dge.de/fileadmin/public/doc/fb/19-04-29-KoKreis-EB-RV.pdf

Zur besseren Übersicht teile ich diese Anforderungen in drei Stufen.

1. Strukturqualität

Hierbei geht es zum einen um die räumliche Ausstattung - Wie und wo findet die Beratung statt?

Und zum anderem um den Aufbau und den Ablauf der Beratung.

Hinzukommen regelmäßige Fortbildungs- und Qualitätssicherungsmaßnahmen, sowie beispielsweise der Beitritt zu Netzwerken.

2. Prozessqualität

Darin findet sich hauptsächlich der inhaltliche Ablauf wieder.

Eine große Bedeutung liegt hier bei den *„Wie"-Fragen*:

• Wie findet die Anamnese statt?

• Wie wird beraten?

• Wie wird dokumentiert?

Körpersprache, Auftreten und Ausdruck spielen dabei eine entscheidende Rolle.

3. Ergebnisqualität

Diese nimmt Bezug auf das Endresultat des Beratungsprozesses.

Konnte die Beratung für den Klienten erfolgreich abgeschlossen werden?

Wie verhielt es sich mit der „Therapietreue"? Wurden die Empfehlungen befolgt und langfristig umgesetzt?

Die Zufriedenheit des Klienten ist das ausschlaggebende Merkmal einer optimal abgeschlossenen Ernährungsberatung.

Unterschiedliche Maßnahmen, um das Angebot zu optimieren, können vielfältig eingebaut werden.

Es bieten sich ***Informationsveranstaltungen*** an, wobei man auch hierbei das Gefühl einer Gruppenberatung austesten kann. Sowohl für den Berater, der am Anfang seiner Tätigkeit steht, als auch für den zukünftigen Klienten, bietet sich im Anschluß je nach Persönlichkeitstyp, die Option einer Einzelberatung.

Ein Vorteil dieser Veranstaltungen und **Workshops** ist es, dass man dadurch die Möglichkeit hat seine Zielgruppen direkt anzusprechen.

Ähnlich verhält es sich mit **Seminaren**. Jedoch sollten hierbei die Zielsetzung und der Austragungsort eine Einheit bilden.

Ein weiterer Aspekt, welcher immer mehr in Anspruch genommen wird, ist das **Einkaufstrainung**. Dieses trägt dazu bei dem Klienten Sicherheit beim Einkaufen zu vermitteln, indem er u. a. lernt die Zutatenliste richtig zu lesen und die Nährwertinformationen zu verstehen.

Als Erstes jedoch erfolgt bei dem Klienten zuhause ein **Kühlschrankcheck**, um dann mit dem Klienten gemeinsam und mit neuem Wissen versehen, im Supermarkt gesündere Alternativen einzukaufen.

Wenn es um die richtige Zubereitung von Lebensmitteln geht sind **Kochkurse** ein einfaches und praktisches Werkzeug. Zusätzlich kann hierbei Wissen zum Thema *richtige Lagerung* vermittelt werden, und über *Mindesthaltbarkeitsdaten* und *Verbrauchszeiträume* aufgeklärt werden.

Auch ist es möglich gemeinsames Kochen im vertrauten privaten Umfeld bei dem Klienten anzubieten, wenn dieses von ihm gewünscht und hilfreich ist.

Darüberhinaus kann man seine zukünftigen Klienten über **Informationsportale** in Form von Zeitschriften, Radio, TV, Foren, Blogs oder diversen Websites, erreichen.

Als Interviewpartner oder als Autor, bekommt man die Möglichkeit Ernährungs- und Gesundheitsaufklärung zu betreiben und erlangt dadurch Aufmerksamkeit für seinen eigenen Namen und seine Tätigkeit als Ernährungsberater.

Nicht zu vernachlässigen sind regelmäßige **Weiterbildungen** und **Fortbildungen**.

Von großem Vorteil zeigt es, sich auf sein persönliches Spezialgebiet zu fokussieren. Auf diese Weise können die Standards hoch gehalten werden und die Qualität in diesem Bereich kontinuierlich verbessert werden. Neue Erkenntnisse und fortwährende Weiterentwicklung in der Ernährungswissenschaft werden immer ein Bestandteil dieser Berufsgruppe sein.

7. Checklisten/Dokumentationsdokumente

Die wesentlichen Dokumente und Materialien für mein geplantes Geschäftsmodell habe ich in der Anlage beigefügt.

Hier eine Auflistung mit kurzen Erläuterungen:

1. Beratungsvertrag

Der Beratungsvertrag ist ein Dienstvertrag und dient zur Absicherung beider Parteien. Der Klient möchte die Beratungsleistungen des Beraters in Anspruch nehmen und verpflichtet sich zur Gewährung der vertraglich vereinbarten Vergütung.

2. Anamnesebogen

In dem Anamnesebogen bekommt der Berater einen genauen Überblick über die gesundheitliche Verfassung und den Lebensstil des Klienten.

3. Ernährungsprotokoll

Das Ernährungsprotokoll wird im Idealfall von dem Klienten vier bis sieben Tage mit bestem Wissen und Gewissen ausgefüllt und gibt dem Berater Aufschluss über dessen Essgewohnheiten und die Nährstoffaufnahme.

4. Bristoltabelle

Im Anamnesegespräch wird bei der Frage nach der Stuhlfrequentierung und Stuhlkonsistenz die einlaminierte Bristoltabelle dem Klienten zur Veranschaulichung überlassen, sodass dieser die für ihn in Frage kommende Stelle ankreuzt.

5. Lebensmittelpyramide

Die dreidimensionale DGE-Lebensmittelpyramide unterstützt den Ernährungsberater bei der Erläuterung und Veranschaulichung der Prinzipien einer vollwertigen Ernährung gegenüber dem Klienten.

6. Diagramm zur Gewichtskontrolle

Dieses Diagramm kann der Klient zur bildhaften Darstellung seines Gewichtsverlustes nutzen, wobei er täglich ein Kreuzchen eintragen kann.

Alternativ kann das Diagramm auch zu den jeweiligen Beratungsterminen gemeinsam ausgefüllt werden.

7. Geschenk für den Klienten

Die Anregung und Empfehlung von meinem sehr hilfreichen Tutor Martin Hengesbach, nehme ich dankend an und verweise hiermit an das Buch „Kalorien mundgerecht"[7], welches dem Klienten anschaulich und praxisorientiert eine ausgezeichnete Übersicht der Lebensmittel und deren Nährwerte bietet.

---

[7] https://www.buecher.de/shop/allgemein/kalorien-mundgerecht/broschiertes-buch/products_products/detail/prod_id/55231625/

8. Quellenangaben und Hinweise

- Academy of Sports, Lehrscript *„Grundlagen der Ernährung"*

- Academy of Sports, Lehrscript *„Ernährungsphysiologische Vertiefung"*

- Academy of Sports, Lehrscript *„Diätik"*

- Academy of Sports, Lehrscript *„Ernährungsberatung"*

- Academy of Sports, Lehrscript *„Vertiefende Ernährungsberatung"*

- Academy of Sports, Live - Online - Seminar *„Adressengerechte Ernährungsberatung"*

- Academy of Sports, Live - Online - Seminar *„Kommunikation in der Ernährungsberatung"*

- Fußnoten finden sich entsprechend der Verlinkung

- Bitte im Anhang die beigefügten Dokumente beachten

- Zur besseren Lesbarkeit wird in der vorliegenden Arbeit auf die gleichzeitige Verwendung männlicher und weiblicher Sprachformen verzichtet. Es wird das generische Maskulinum verwendet, wobei beide Geschlechter gleichermaßen gemeint sind.